Guía de terapia de luz roja e infrarroja

La guía definitiva para combatir el envejecimiento, mejorar la función cognitiva, la piel, ganar musculo, incrementar el rendimiento deportivo, cognitivo y cerebral, recuperarse deportiva y mental más rápido, aliviar y controlar el dolor de la artritis y otras enfermedades, mejorar el sueño y la salud mental, ayudar con la perdida de grasa y la perdida de cabello, así como mejorar la salud y el bienestar en general.

DAVID BUHNER

ÍNDICE

CAPITULO 1

¿Que es la terapia de luz roja?

¿Es efectiva la terapia utilizando luz roja e infrarroja de verdad?

La luz roja y la luz infrarroja han emergido como sorpresas científicas en los últimos años, subrayando la influencia de lo intangible en nuestra salud. En ocasiones anteriores, he explorado los efectos de las radiaciones y el grounding (estar en contacto con la tierra) como elementos invisibles pero fundamentales para el bienestar. ¿Se ganarán la luz roja e infrarroja un lugar en esta lista?

Las primeras indicios de los beneficios de la luz roja para la salud en la era moderna se remontan a Endre Mester, un médico húngaro famoso por ser un pionero en la tecnología láser. En tiempos lejanos, calibró uno de sus láseres mientras experimentaba y, de manera inesperada, abrió la barriga de una rata adormecida para implantarle un tumor y luego eliminarlo como parte de su investigación.

Para su sorpresa, el láser no destruyó el tumor, pero de alguna manera curó la incisión. El médico quedó perplejo. ¿Cómo es posible que el láser no haya afectado al tumor pero haya sanado la herida? Este incidente accidental reveló la existencia de la "fotobiomodulación" en esa rata1J Laser Dent 2009;17(3):146-148, un proceso de reparación de tejidos activado por la luz infrarroja.

El láser de Endre resultó ser mucho más tenue de lo que él pensaba, un accidente experimental que destacó uno de los beneficios de la terapia con luz infrarroja a baja intensidad.

Es importante recordar que un láser no es más que una amplificación de luz estimulada por radiación, de hecho, la palabra "láser" proviene de su función en inglés: Light Amplification by Stimulated Emission of Radiation (Amplificación de Luz por Emisión Estimulada de Radiación).

En resumen, hablamos de luz, pero no de cualquier tipo.

·

No resulta tan sencillo como simplemente exponer tu piel a luces de todos los colores en cualquier momento para revitalizarla. De lo contrario, nuestras noches de diversión en la discoteca podrían considerarse como las decisiones más saludables de la vida.

Estoy abordando una terapia de luz que, como era de esperar, busca emular probablemente el componente más crucial de la naturaleza: el sol.

No es una coincidencia que a lo largo de prácticamente todas las culturas históricas (a excepción de la nuestra), nuestros antepasados hayan reverenciado al sol. Incluso disponemos de fotografías de la década de 1920 que retratan a soldados heridos descansando fuera de los hospitales.

En la época, las enfermeras optaban por colocar las camas al exterior, permitiendo que los rayos del sol aceleraran la recuperación de las heridas, según lo que la comunidad médica había observado.

Incluso en la década de 1930, algunos gobiernos distribuyeron panfletos a las familias con el título "luz solar para bebés", recomendando que llevaran a sus hijos afuera para que recibieran la máxima exposición a la luz solar posible.

De manera literal, planteaban: "Cada madre que desee que su bebé goce de buena salud debería exponerlo regularmente a la luz solar desde la infancia hasta que sea lo bastante grande para jugar por sí mismo bajo el sol".

A pesar de haber abordado la importancia de recibir la vitamina del sol, recientemente me he percatado de que el sol nos brinda mucho más que solo vitamina D.

Nuestras células son receptivas a los diversos tipos de luz a los que las exponemos. Esto no solo se aplica a la luz que captamos con nuestros ojos, sino también a la luz que incide sobre nuestra piel, el órgano más extenso de nuestro cuerpo.

Incluso al cerrar los ojos, nuestra piel sigue percibiendo no solo la presencia de luz, sino también el tipo de luz que la está iluminando. De esta manera, cada exposición a la luz implica que nuestro cuerpo absorbe o "descarga" información.

Hace algunos años, durante una visita a una amiga, me contaron sobre la madre de alguien que conocían, que "se nutría del sol" (...). En ese momento, lo consideré como un relato fantasioso, pero ahora me doy cuenta de que tal vez yo fui el que juzgó sin darle la debida consideración.

Quiero expresar mi agradecimiento especial a los miembros de la comunidad privada (en especial a Sergio Elortegi y Festuc) por abordar estos temas con tanta profundidad y concederles la importancia que merecen.

¿Tratamiento con luz roja o luz infrarroja (NIR)?

Aunque la percepción visual de la luz es posible para nuestros ojos, debemos recordar que la luz constituye una onda electromagnética, similar a las microondas, los rayos X, los infrarrojos o las ondas de radio. A diferencia de estas ondas invisibles, la peculiaridad de la luz radica en que es una onda electromagnética visible, compuesta por campos magnéticos y eléctricos.

Los impactos en la salud derivados de las ondas electromagnéticas, ya sean positivos o perjudiciales, son una realidad. Por lo tanto, podemos inferir que si ciertas longitudes de onda (como los rayos X o las microondas) pueden tener efectos negativos, otras longitudes de onda, como la luz, también podrían influir positivamente en nuestra salud.

Es importante señalar que, mientras la luz azul, ya sea proveniente del sol o de fuentes artificiales, se queda en las capas superficiales de la piel, la luz roja tiene la capacidad de penetrar completamente nuestra piel, alcanzando órganos e incluso huesos. Un experto destacado en la materia con una extensa lista de publicaciones científicas es el Dr. Michael Hamlin. En sus explicaciones, aborda de manera práctica el concepto que acabamos de revisar.

Para ilustrar este punto de manera sencilla, podemos considerar el siguiente ejemplo: si tomamos la linterna de nuestro teléfono móvil y la cubrimos con el dedo, observaremos únicamente un resplandor rojo. Esto se debe a que solo las frecuencias de luz roja logran atravesar completamente nuestro dedo.

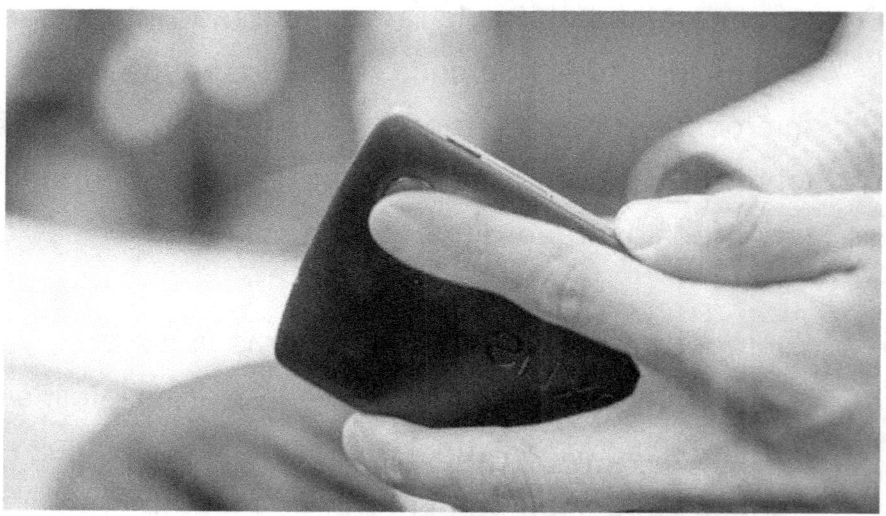

Cada uno de estos segmentos de luz que adopta diversos colores cumple funciones específicas e interactúa de manera única con el cuerpo, comunicándole cómo activar ciertos mecanismos.

La longitud de onda de esta onda electromagnética, es decir, la luz, determina su color. Cuanto mayor sea la longitud de onda, más roja será la luz, y penetrará más profundamente en el cuerpo, incluso atravesando los huesos.

Aquí surge una de las confusiones más comunes: ¿luz roja o luz infrarroja? Es importante señalar que son dos entidades distintas.

¿Qué es realmente la luz infrarroja?

Analizando la luz visible, nos encontramos con un fenómeno intrigante: a medida que la longitud de onda aumenta y la luz se tiñe de rojo, alcanza un punto en el cual deja de ser visible para el ojo humano, convirtiéndose en luz infrarroja, imperceptible para nosotros.

La radiación solar que alcanza la Tierra incluye tanto luz visible como luz infrarroja, esta última siendo invisible para nosotros. Solo una pequeña porción de luz ultravioleta llega hasta nosotros.

Aunque la luz ultravioleta ha sido objeto de críticas, es esencial para la producción de vitamina D a través de la exposición al sol. La naturaleza, siempre sinérgica, nos revela que la luz infrarroja y sus beneficios actúan como defensa ante la luz UV.

Quizás recuerden la imagen del camionero jubilado con una mitad de su rostro más arrugada que la otra. Los medios, en su afán de culpar al sol, nos presentan esto como un efecto negativo.

•

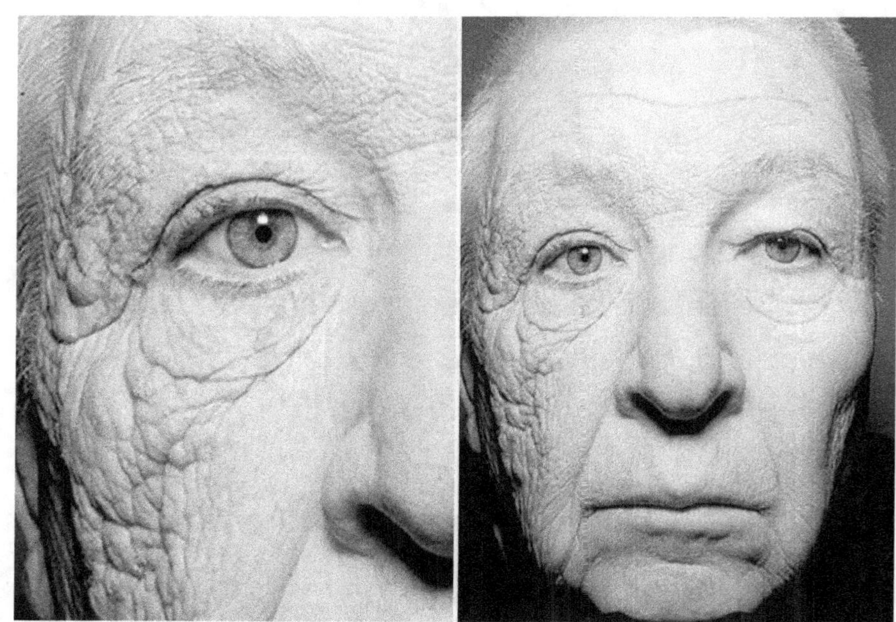

Resulta que este conductor de camión pasó la mayor parte de su tiempo bajo la exposición solar, pero a través de los cristales de su vehículo. Esto significa que solo recibía luz ultravioleta (UV) y carecía de la luz infrarroja que actúa como un escudo antioxidante. Aquí radica el problema: la invención moderna de los cristales que filtran lo beneficioso del sol, dejando pasar solo lo perjudicial.

En realidad, más del 50% de la energía solar es infrarroja. Las fogatas, las chimeneas, las velas y las luces incandescentes también emiten luz infrarroja. Estos eran los emisores de luz a los que nuestros ancestros estaban expuestos antes de la llegada de la luz LED.

No fue hasta décadas recientes que, en la Universidad de Florencia, se descubrieron los numerosos efectos antienvejecimiento asociados con la luz infrarroja y roja.

¿Qué es en realidad la luz roja?

Comprendo que al iniciar el camino de entender sobre la terapia de luz roja, surgen interrogantes. ¿A qué exactamente se refiere con luz? ¿Habla de la parte final de la luz visible, es decir, la luz roja? ¿O se trata de la luz invisible que ya es infrarroja?

La respuesta abarca ambas vertientes.

Cuando se menciona la "terapia de luz roja", se hace referencia a una luz que incluye una pequeña porción de la luz visible (de ahí que veamos dispositivos con luz de color rojo, pues es luz que podemos percibir), abarcando un rango mucho más extenso de la luz infrarroja, que escapa a nuestra capacidad de visión.

O sea, cuando mencionamos la "terapia de luz roja", nos referimos a la combinación:

- La luz roja perceptible abarca desde los 660 nanómetros hasta los 700 nanómetros.

- Incluso la luz infrarroja, que escapa a nuestra percepción visual, se extiende hasta los 850 nanómetros.

En este rango específico es donde se han observado beneficios para la salud.

Mientras la luz roja visible estimula diversas células para que crezcan, se reproduzcan y contribuyan a la síntesis de colágeno, la luz infrarroja invisible cercana reduce la proliferación celular, favoreciendo la maduración de las células para que produzcan y liberen colágeno.

De este modo, todas las terapias que se etiquetan como "terapia de luz roja" realmente engloban una "terapia dos en uno". En estas terapias se combinan ambos tipos de luz.

Quizás te preguntes por qué no aumentar la potencia aún más. La razón radica en que, aunque la luz infrarroja se extiende más allá de los 850 nanómetros, se ha observado que el rango terapéutico efectivo va desde 660 hasta 850 nanómetros.

¿De qué manera llevar a cabo tratamientos con luz infrarroja?

Las lámparas diseñadas para realizar tratamientos en casa buscan replicar la función del sol, abarcando un rango de ondas específico, que va desde 660 a 850 nm.

Comparándolas con bañeras o duchas, estas lámparas son una alternativa más accesible y conveniente para obtener beneficios similares. Así como elegimos una ducha en casa en lugar de sumergirnos en el río o el mar, estas lámparas ofrecen comodidad y accesibilidad.

Existen modelos pequeños y portátiles que cubren áreas específicas del cuerpo, mientras que otros más grandes y potentes abarcan todo el cuerpo, permitiéndote elegir entre una terapia general o centrarte en una longitud de onda específica para beneficios más concretos.

La práctica de exponerse al sol para obtener sus beneficios no es nueva; los antiguos egipcios practicaban la "helioterapia", y Hipócrates, considerado el padre de la medicina moderna, recetaba la "exposición a la luz solar" basándose en sus observaciones sobre los beneficios del sol.

•

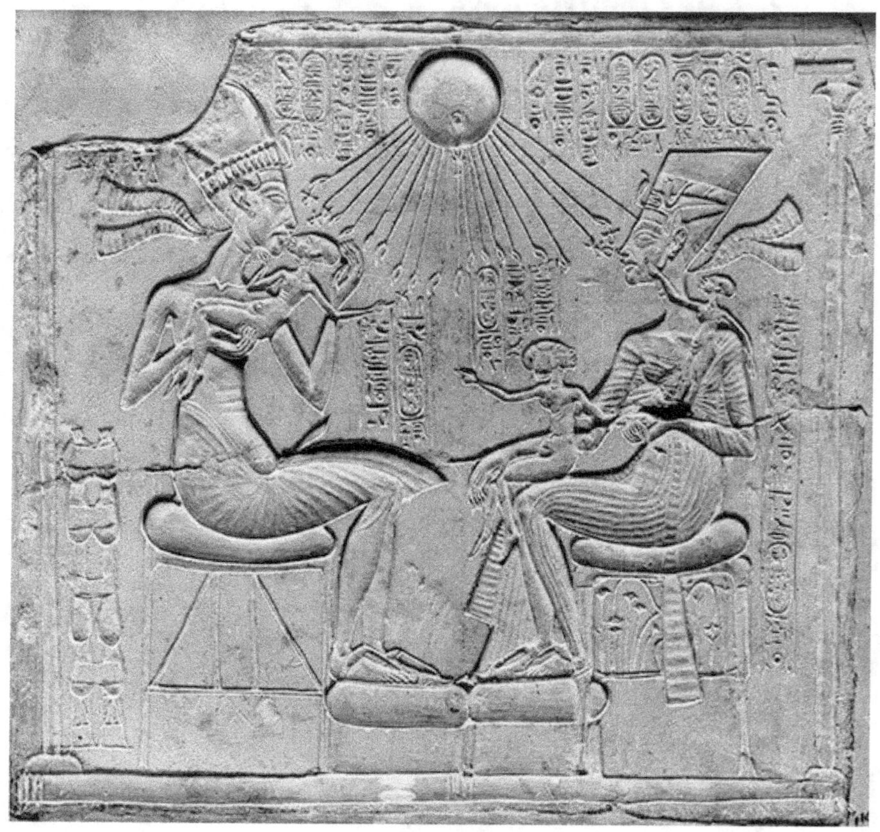

Las conclusiones que saqué al notar que las comunidades griegas y sureñas, al disfrutar de más horas de sol, exhibían mayor felicidad y optimismo en comparación con las poblaciones del norte, fueron reveladoras.

Durante el amanecer y el anochecer, el sol nos brinda una terapia de luz roja e infrarroja de manera gratuita, prescindiendo de cualquier dispositivo.

Es por eso que durante los aproximados 30 minutos de cada amanecer y anochecer, observamos tonos rojizos en el cielo. En estos momentos, el sol nos ofrece una dosis adicional de luz roja, cargada de radiación infrarroja, que resulta sumamente beneficiosa para nosotros.

Debido a esto, la industria se ha dado a la tarea de desarrollar dispositivos que imitan esta luz. ¿Otra artimaña para venderte algo? Bueno, podemos experimentar esta terapia sin desembolsar un solo euro.

Lo que realmente necesitas es algo que nuestros antepasados poseían en abundancia (además de buena salud): tiempo.

Tiempo para cosechar los beneficios de una práctica ancestral que nuestros ancestros disfrutaban en buena compañía: los amaneceres. También se puede mencionar el calor de las hogueras en campamentos (…).

Los dispositivos, como las lámparas que recrean esta luz de forma artificial, resultan útiles para emular el entorno natural de la salida del sol si no dispones del tiempo para presenciarlo, o en días más nublados, o cuando tu ubicación no es propicia para disfrutar de ellos. Por ejemplo, yo lo aplico durante la noche

•

mientras dilato un poco. Me despojo de la ropa y me expongo a la luz roja.

Sin embargo, como en todo en la vida, la clave está en la moderación.

Así como el amanecer y el atardecer no ocurren las 24 horas del día, no debemos abusar de la exposición a la luz roja.

La realidad, queridos seguidores de la vida, es que a menos que vivas en una casa de campo (en cuyo caso, te envidio), la mayoría de nosotros que residimos en una ciudad o incluso en un pueblo no estamos tan expuestos a la luz roja. En mi localidad, el sol queda oculto tras los edificios del este, y a pesar de haber buscado diferentes lugares a las 7:20 de la mañana en primavera, aún no he encontrado el sitio perfecto. Espero hallarlo pronto.

Por esta razón (si te lo puedes permitir), recomiendo alguno de estos dispositivos.

¿Cuáles son los impactos de la luz roja en el organismo?

Nuestros organismos han evolucionado para permitir la absorción de esta luz, pero el mecanismo subyacente es motivo de controversia. Aunque se reconoce que existen beneficios, aún no comprendemos completamente los eventos en cadena que ocurren. Es similar a entender que ganar más masa muscular y fortaleza es beneficioso, pero no comprendemos completamente cómo se logra. Conocemos los elementos necesarios para desarrollar músculo, como la tensión mecánica, el estrés metabólico, las calorías y las hormonas, pero los pasos y el mecanismo exacto siguen siendo desconocidos.

- La teoría actual sugiere que, durante la exposición a la luz roja, se genera una molécula estresante para las células denominada óxido nítrico. A través de ciertos procesos, esta molécula facilita que las células "respiren más".
  - Dado que es una molécula estresante, se generan pequeñas cantidades de radicales libres.
  - Esto favorece la vasodilatación, relacionado con el óxido nítrico y de gran importancia en situaciones de inflamación, como las articulaciones inflamadas (razón por la cual la luz roja resulta beneficiosa para la artritis).
    -

- La terapia de luz roja también incide en el agua presente en las células, generando una mayor separación entre las moléculas de agua. En términos prácticos, estamos alterando las propiedades físicas de la célula, reduciendo la resistencia entre enzimas y proteínas, lo que facilita la ocurrencia más eficiente de las reacciones celulares.

Este fenómeno no se limita únicamente al interior de las células, sino que también impacta en la sangre y en los espacios intercelulares.

La complejidad de la vida, incluso a nivel celular, no se comprende completamente, pero lo que sí sabemos es que la terapia con luz roja e infrarroja desempeña un papel fundamental en la vitalidad. Sin embargo, la mayoría de nosotros presenta deficiencias en esta área.

Desde una perspectiva biológica, aunque no comprendamos por completo el mecanismo, podríamos resumir que la exposición a la luz roja afecta a las células, llevándolas en una de estas tres direcciones: [aquí deberías añadir la información específica sobre las direcciones].

- Las células, durante la exposición, seguirán uno de dos caminos: auto-repararse si se encuentran dañadas o auto-destruirse si es necesario.

- Gracias a contar con un mayor suministro de energía, con un aumento de ATP, la célula experimentará una especie de evolución, volviéndose más eficiente en sus funciones.

- Cuando nos exponemos y la concentración de células en esa región es reducida, se produce un estímulo que favorece la migración de más células hacia esa área o induce su crecimiento.

¿Como nos beneficia la luz roja?

Actualmente, hay una amplia base de datos con miles de investigaciones sobre la fotobiomodulación, un estado al que nuestro cuerpo entra para comenzar a experimentar beneficios para la salud y el antienvejecimiento mediante la terapia de luz roja y la terapia de luz infrarroja cercana. Puedes encontrar más información sobre estos estudios en este enlace: [Base de datos de investigaciones sobre fotobiomodulación]

•

(https://docs.google.com/spreadsheets/d/1ZKl5Me4X
wPj4YgJCBes3VSCJjiVO4XI0tIR0rbMBj08/edit#gid=0).

En realidad, todos los beneficios que obtenemos de
las diversas ramas y funciones de nuestro cuerpo se
pueden resumir en una palabra: mitocondrias.
Cuando hablamos de mitocondrias más eficientes,
nos referimos al equipo especializado que trabaja
incansablemente para proporcionar la energía
necesaria para la vida. En el cuerpo humano, esta
energía, conocida como ATP, es esencial para que
nuestras células realicen los procesos que les son
inherentes.
Imagina a estos "conserjes ATP" como los guardianes
que poseen la llave maestra de todas las puertas
celulares. Residen en las mitocondrias, las centrales
de energía nucleares de nuestras células, o
podríamos llamarlas las centrales de estos conserjes.
Cuantas más mitocondrias tengamos, más conserjes
estaremos equipados, lo que se traduce en la
capacidad de abrir puertas y activar funciones
corporales de manera más rápida y eficiente.
Cuanto más tengamos de esas centrales nucleares
celulares llamadas mitocondrias, más energía
podremos generar.

Una forma de aumentar la cantidad de mitocondrias es a través del ejercicio. Es por eso que los atletas presentan más mitocondrias en sus músculos en comparación con personas sedentarias[5].

No obstante, surge un dilema al centrarnos en simplemente aumentar el número de estas centrales de conserjes, es decir, las mitocondrias. El objetivo no es solo tener un equipo de conserjes, sino asegurarnos de que sea joven y eficiente. No tiene sentido crear más y más mitocondrias si terminan siendo lentas y poco eficaces.

¿De qué sirve tener un gran número de mitocondrias si son viejas, lentas y poco eficientes en abrir las puertas y activar las funciones celulares? Lo ideal es contar con un equipo de mitocondrias en óptimas condiciones. Y ¿qué mejor manera de mantenerlas jóvenes y saludables que exponiéndolas a la luz del sol todos los días? Específicamente, a esa luz infrarroja solar.

Algunos científicos han comenzado a denominar a este proceso como la "fotosíntesis humana". Así como las plantas obtienen energía del sol para llevar a cabo sus procesos, los humanos necesitamos esta radiación solar para que las mitocondrias, esas centrales nucleares ligadas a nuestras células,

•

produzcan la energía ATP necesaria: los conserjes eficientes.

Generación adicional de energía.

El ATP desempeña la función crucial de supervisar todos los procesos biológicos del cuerpo. Estos "conserjes" no solo deben abrir las puertas rápidamente (es decir, facilitar todos los procesos de cada célula), sino que también se ha observado que el ATP se utiliza para la comunicación entre las células.

En pocas palabras, si sufres una lesión, estos "conserjes" son los responsables de transmitir el mensaje a las células encargadas de reparar el daño. Cuanto más ineficiente, antiguo o torpe sea tu equipo de "conserjes", más tiempo llevará transmitir este mensaje y más tiempo tardará en repararse el tejido muscular, ya que dependerá de la rapidez con la que actúe tu energía, tu ATP (es decir, los "conserjes").

Además, una comunicación eficiente entre las diversas partes del cuerpo contribuye a la protección contra enfermedades neurodegenerativas, promoviendo así un estado de salud más sólido.

- Las personas con diabetes tipo 2 enfrentan el desafío de contar con un páncreas que no opera de manera óptima. Se registra una baja producción de energía en las mitocondrias del páncreas, según estudios6Haythorne, E., Rohm, M., van de Bunt, M. et al. Diabetes causes marked inhibition of mitochondrial metabolism in pancreatic β-cells. Nat Commun 10, 2474 (2019). Un órgano esencial para la producción de insulina cuando se requiere. Además, cuando se presenta resistencia a la insulina en las células, se reduce la generación de energía en las mitocondrias7Szendroedi, J., Phielix, E. & Roden, M. The role of mitochondria in insulin resistance and type 2 diabetes mellitus. Nat Rev Endocrinol 8, 92–103 (2012).

- En el caso del Parkinson, la evidencia resulta contundente en lo que respecta a la crucial función de las mitocondrias8Wright, R. Mitochondrial dysfunction and Parkinson's disease. Nat Neurosci 25, 2 (2022).

- En el caso del Alzheimer, uno de los pilares característicos de esta enfermedad es, como podrías haber imaginado, la reducida producción de energía en las mitocondrias9Mary, A., Eysert, F., Checler, F. et al. Mitophagy in Alzheimer's disease: Molecular defects and therapeutic approaches. Mol Psychiatry 28, 202–216 (2023).

Mejorar la salud de las mitocondrias equivale a mejorar integralmente tu bienestar. Inicia protegiendo tu cerebro contra enfermedades neurodegenerativas como el Parkinson y el Alzheimer, pero los beneficios cerebrales de contar con mitocondrias más saludables no se limitan a esto.

Disminuye los niveles de tristeza y preocupación.

Se han observado mejoras notables en los síntomas de depresión y ansiedad gracias a la terapia con luz infrarroja y roja. Todo comenzó con pequeños estudios hace más de una década, y recientemente se han replicado y retomado. Para resumirlo... mejoraron (Schiffer et al., 2008).

En tan solo 4 semanas, el 60% de los pacientes estaban en remisión, con menos síntomas depresivos, y el 70% informaba sentir casi nula ansiedad. Fue en este punto cuando las terapias con luz comenzaron a tomarse en serio para la salud mental (Cassano et al., 2016).

Los estudios iniciales involucraron ratas depresivas expuestas a situaciones estresantes, y aquellas que recibieron terapia con luz infrarroja mostraron respuestas hormonales reducidas, especialmente cortisol, la hormona del estrés.

La investigación se trasladó luego a estudios más recientes con humanos. Uno particularmente sorprendente fue realizado en 2017 con 39 pacientes con depresión, donde después de 16 semanas, 32 de ellos experimentaron una remisión completa o casi completa de la depresión (Henderson & Morries, 2017). Además, se observó que los beneficios mentales persistían durante un promedio de 55 meses después de finalizado el estudio.

Aunque la depresión tiene múltiples factores, no es sorprendente que haya mejoras. Personalmente, después de vivir en varios lugares, incluyendo Suecia, Estonia, Canadá y Finlandia, puedo atestiguar la importancia de la luz solar en el bienestar.

•

Históricamente, ninguna tribu indígena ha existido sin exposición a la luz solar de su entorno. Aunque la palabra "curar" puede ser arriesgada, es innegable que se producen mejoras. La proliferación de estudios podría estar impulsada por intereses económicos, ya que la industria ve el potencial de vender lámparas y dispositivos costosos. Sin embargo, quienes estamos aquí sabemos que disfrutar de la puesta y salida del sol puede ofrecer beneficios similares, que, por cierto, no se limitan solo a estos aspectos.

Incrementa la generación de testosterona y el deseo sexual.

En mis sesiones de terapia en casa con luz solar utilizando lámparas (ya que aún no puedo hacerlo al aire libre), una de las prácticas que realizo es exponerme completamente.

Esta elección se basa en observaciones de mejoras en los niveles de testosterona en el rango de 635-670 nanómetros. ¿Una excusa para dejar de consumir criadillas de toro? Tal vez sea mejor optar por ambas...

Tiene sentido que la exposición a la luz roja eleve los niveles de testosterona, también desde una perspectiva evolutiva. En el hemisferio norte, la testosterona disminuye durante los meses de invierno, probablemente debido a la falta de luz. Esta teoría cobra más fuerza al observar cómo la testosterona vuelve a aumentar a medida que se acerca la primavera y el verano.

¿Por qué la naturaleza seguiría este patrón? Para favorecer la proliferación y aumentar las posibilidades de supervivencia de las crías. Como hemos mencionado anteriormente, se tiende a tener más crías a finales de agosto, cuando hay más sol y meses de abundancia, lo que asegura que la madre esté cargada de vitaminas y que el bebé nazca en primavera, con acceso a más alimento y luz para los padres.

En los estudios de luz infrarroja, se utilizaron hombres con bajo interés sexual como sujetos, y se confirmó que esta luz incrementaba su libido y testosterona. También se observó un aumento en

•

ratas, aunque en algunos casos, la exposición a la luz roja resultó perjudicial para sus órganos reproductores.

¿Tiene sentido que la testosterona aumente con ciertos rangos de luz? La naturaleza nos está guiando hormonalmente, con más o menos libido, hacia los mejores momentos para tener descendencia.

En mi caso, arriesgo hacer mis sesiones en pelotas, pero como esto no es un consejo nutricional, la elección queda en ustedes. Para mí, tiene sentido que cualquier cosa que, con sentido común, no dañaría otras áreas y tejidos, también podría ser beneficiosa para estos pequeños que tenemos entre las piernas.

Se observa un aumento en la producción de colágeno, lo que contribuye a mejorar la calidad de la piel.

Entrando en el terreno de las áreas específicas, hay un sector en el que la inversión monetaria es bastante común, sobre todo entre las mujeres: el cuidado de la piel. Y, como podrías haber deducido, este cuidado también experimenta mejoras notables con las terapias de luz roja.

Me topé con un estudio particular que se enfocaba en mujeres con melasma, una condición de hiperpigmentación que resulta en la aparición de áreas oscuras en la cara. Estas mujeres fueron sometidas a terapia infrarroja, pero con un giro interesante: las luces se aplicaron solo en una parte del rostro. El resultado final (presta atención) fue que al concluir el estudio, no solo hubo mejoras en esa zona específica, sino en toda la cara en general.

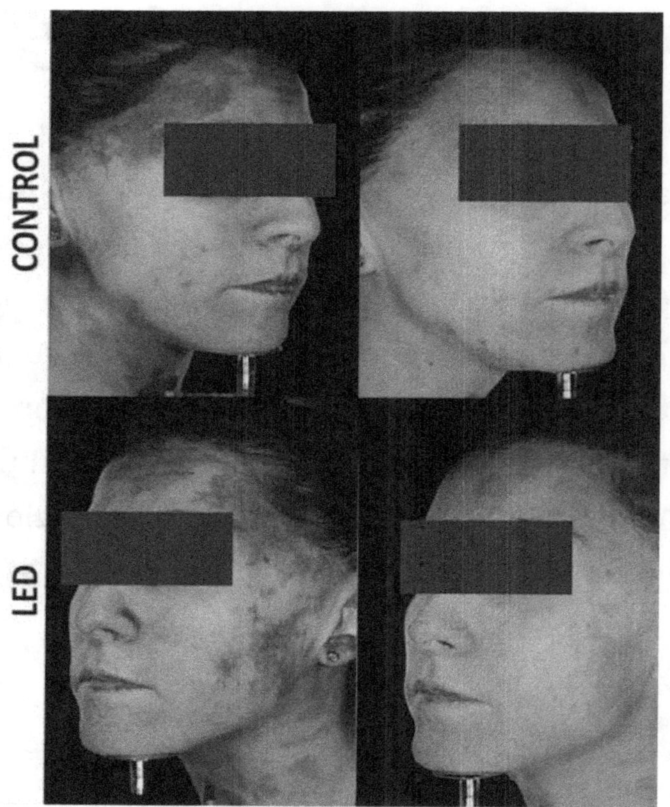

Esto se debe a que hay una abundancia de pruebas que respaldan cómo la luz roja favorece la síntesis de colágeno18Illescas-Montes, R., Melguizo-Rodríguez, L., García-Martínez, O. et al. Human Fibroblast Gene Expression Modulation Using 940 NM Diode Laser. Sci Rep 9, 12037 (2019).19Pérignon, B., Bandiaky, O.N., Fromont-Colson, C. et al. Effect of 970 nm low-level laser therapy on orthodontic tooth movement during Class II intermaxillary elastics treatment: a RCT. Sci

Rep 11, 23226 (2021).20Koorman, T., Jansen, K.A., Khalil, A. et al. Spatial collagen stiffening promotes collective breast cancer cell invasion by reinforcing extracellular matrix alignment. Oncogene 41, 2458–2469 (2022).21Yeh, MC., Chen, KK., Chiang, MH. et al. Low-power laser irradiation inhibits arecoline-induced fibrosis: an in vitro study. Int J Oral Sci 9, 38–42 (2017).22Hwang, M.H., Son, H.G., Lee, J.W. et al. Photobiomodulation of extracellular matrix enzymes in human nucleus pulposus cells as a potential treatment for intervertebral disk degeneration. Sci Rep 8, 11654 (2018).23Kang, M.H., Yu, H.Y., Kim, GT. et al. Near-infrared-emitting nanoparticles activate collagen synthesis via TGFβ signaling. Sci Rep 10, 13309 (2020)..

El colágeno es una proteína esencial que conforma la base de nuestro tejido conectivo. Sin un colágeno saludable, es difícil mantener un buen estado en aspectos como el cabello, la piel, las uñas, la salud articular, el crecimiento muscular e incluso la cognición cerebral. Es por ello que se observan mejoras en diversos indicadores, como la depresión (como se ha observado), la artritis (una afección que afecta las articulaciones), la salud cutánea, entre otros.

·

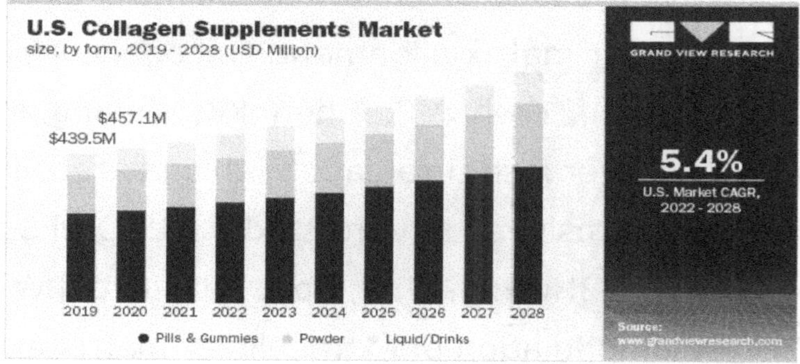

No sorprende que la comercialización de suplementos de colágeno haya experimentado un aumento considerable en la última década, exponiendo una faceta negativa del capitalismo: el consumo sin conocimiento. Nos referimos a una cifra asombrosa de 500 mil millones (solo en el caso de este suplemento).

La necesidad de recurrir a un suplemento de colágeno es nula si se comprenden algunos conceptos básicos de salud. Lo verdaderamente esencial es el colágeno que se encuentra naturalmente en el cuerpo, no en forma de suplemento. Lo necesitamos para obtener lo mismo que nos proporciona este magnífico podcast de conocimiento: una síntesis adecuada, y con la aplicación de luz roja, los beneficios son notables.

Después de observar cómo la producción de colágeno en animales heridos aceleraba notablemente la cicatrización24Biostimulation of wound healing by lasers: experimental approaches in animal models and in fibroblast cultures · R. Abergel, R. Lyons, +2 authors., se comenzó a aplicar este enfoque en seres humanos. Al utilizar rangos de 622 a 830 nanómetros, se logró reducir la visibilidad de las arrugas en los participantes después de 12 semanas25Russell, B. A., Kellett, N. & Reilly, L. R. A study to determine the efficacy of combination LED light therapy (633 nm and 830 nm) in facial skin rejuvenation. J. Cosmet. Laser Ther.7, 196–200..

Podrías pensar, "esto es solo un truco para que mujeres de cierta edad compren lámparas de luz roja en la teletienda", pero se han llevado a cabo estudios aleatorios con grupos de placebo y de doble ciego. No hay nada más científico que esto...

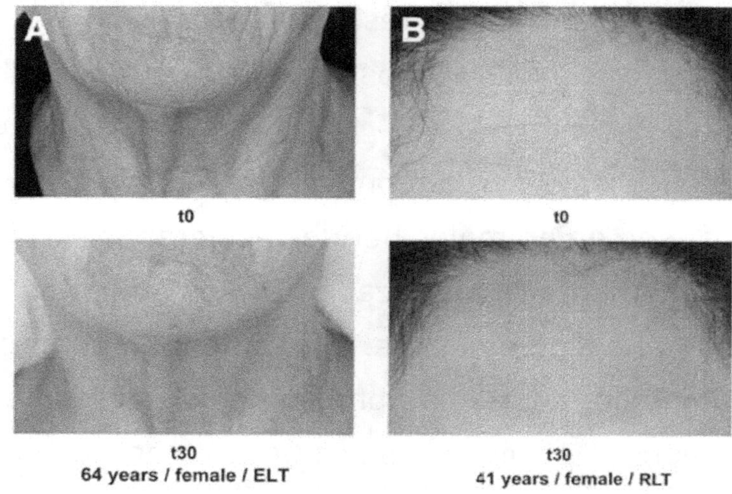

¿Y qué nos dice el desenlace? Una disminución del 36% en las arrugas y un incremento del 19% en la elasticidad de la piel tras someterse a un tratamiento bisemanal26A prospective, randomized, placebo-controlled, double-blinded, and split-face clinical study on LED phototherapy for skin rejuvenation: clinical, profilometric, histologic, ultrastructural, and biochemical evaluations and comparison of three different treatment settings. Seung Yoon Lee, Ki-Ho Park, +6 authors.

Provoca una reacción antioxidante en el organismo.

Cuando experimentamos un aumento de energía gracias a la estimulación de la luz roja, lo que sucede es que las células optan por absorber más oxígeno, generando especies reactivas de oxígeno, o sea, los llamados radicales libres que la industria nos ha insistido en temer, como los provenientes del sol.

Sin embargo, es importante destacar que el ejercicio también conlleva la producción de radicales libres, al igual que la exposición al frío y al sol. De hecho, simplemente estar vivo ya implica cierto nivel de exposición a estos elementos.

¿Por qué buscaríamos que nuestras células enfrenten estrés? Pues, como dicta la naturaleza, "if you don't use it, you lose it" (si no lo usas, lo pierdes). Al someter a las células a un estrés ocasional (en pequeña medida), terminamos obteniendo beneficios terapéuticos.

Optimiza los indicadores de calidad del sueño.

Cuando nos exponemos a la luz infrarroja del sol o de dispositivos diseñados para este propósito, también se incrementa la producción de óxido nítrico. Este compuesto es utilizado por culturistas como

•

suplemento para dilatar los vasos sanguíneos, logrando así una mayor congestión muscular durante y después del entrenamiento, dando la apariencia de mayor tamaño temporalmente.

Lo que muchos aficionados al gimnasio desconocen es que el óxido nítrico, al tener un efecto vasodilatador, reduce la presión sanguínea, aumenta el flujo, relaja los músculos, tranquiliza el cuerpo, y disminuye la frecuencia respiratoria. Dicho de otra manera, parece indicar que es hora de ir a descansar. Resulta que esta terapia con luz roja también contribuye al sueño, y uno de los factores principales para que esto ocurra es precisamente el óxido nítrico generado27Gautier-Sauvigné, S. et al. Nitric oxide and sleep. Sleep Med. Rev. 9, 101–113 (2005)..

Pero la influencia positiva no se limita solo al óxido nítrico, sino que también afecta la regulación de la melatonina, conocida como la hormona del sueño, encargada de controlar nuestros ciclos de sueño y vigilia. Como mencioné en algún episodio del podcast, la melatonina no solo induce al sueño, sino que actúa como una especie de guía. Le señala al cuerpo que es momento de dormir, pero su función va más allá.

La investigación sobre la regulación de la melatonina después de sesiones de terapia con luz roja ha aumentado28Morita, T. & Tokura, H. Effects of lights of different color temperature on the nocturnal changes in core temperature and melatonin in humans. Appl. Human Sci. 15, 243–246 (1996).29Red light and the sleep quality and endurance performance of Chinese female basketball players. Zhao J, et al. J Athl Train. 2012. PMID: 36830774 Free PMC article. Clinical Trial., y como era de esperar, la industria ha comercializado la melatonina como un suplemento estrella.

En realidad, cuando alguien experimenta dificultades para conciliar el sueño, a menudo está relacionado con la desconexión de la luz, con la falta de "descarga de información solar" en el momento adecuado. Hay una sólida argumentación detrás de esto:
Deberíamos producir melatonina en lugar de "tomarla". Al igual que generamos vitamina D en la piel al exponernos al sol, en lugar de "tomarla".

·

En el cuerpo, encontramos dos formas de melatonina: circulatoria (producida en la glándula pineal) y subcelular (producida dentro de las células y mitocondrias). La melatonina no solo dicta la hora de dormir, sino que también ejerce una protección significativa sobre nuestro cerebro, actuando como una especie de figura materna sobreprotectora.

Es sorprendente observar que aproximadamente el 45% de las personas con Alzheimer o demencia sufren el denominado síndrome de la puesta de sol o síndrome ocaso. Solo con el nombre, ya podemos inferir que las horas de luz y la salud mental están estrechamente vinculadas y no deben tomarse a la ligera.

La salida y puesta del sol no reciben la atención que merecen.

Las personas con enfermedades cognitivas que experimentan el síndrome de la puesta de sol se agitan considerablemente. Sus cerebros no reconocen la hora del día y se ha especulado que esto se debe a niveles mínimos de melatonina30Khachiyants, N., Trinkle, D., Son, S. J. & Kim, K. Y. Sundown syndrome in persons with dementia: An update. Psychiatry Investig. 8, 275–287..

¿Por qué no desearías tener más melatonina a través de la terapia infrarroja? O mejor dicho, ¿por qué no querrías tener más en el momento adecuado? Queremos a nuestra madre presente en nuestra vida, pero no en cada momento de nuestras actividades diarias. No la queremos en el baño mientras nos ocupamos de nuestras necesidades fisiológicas, ni cuando compartimos la cama con nuestra pareja... ¿Se entiende? La melatonina es esencial, pero es aún más crucial que cumpla su función en el momento preciso.

Si carecemos de luz, será la glándula pineal la encargada de generar melatonina, pero el estímulo más efectivo para la melatonina subcelular proviene de la luz infrarroja. Las lámparas pueden ser útiles, pero nada se compara con la luz natural del sol. Específicamente, la luz infrarroja no visible llega a todas las partes del cuerpo, penetrando completamente, incluso el cráneo y accediendo al líquido cerebroespinal. Esto refuerza aún más la razón por la cual las personas con enfermedades neurodegenerativas deberían exponerse a la luz infrarroja al recibir la luz solar.

Por esta razón, debemos protegernos de la luz azul mediante el uso de gafas de luz roja o viviendo en entornos más naturales (#456). Numerosos estudios

•

respaldan lo perjudicial que es la exposición antinatural (fuera de las horas apropiadas) a la luz azul y a la luz LED o artificial, como la proveniente de ordenadores y teléfonos, ya que suprimen la producción de melatonina, que cumple funciones mucho más complejas que simplemente activarse para indicarnos que es hora de dormir.

El objetivo es desencadenar la actividad de nuestras mitocondrias para que generen su propia melatonina a través de la luz roja del sol, el fuego o mediante la terapia de luz roja.

Por eso, una recomendación valiosa sería:

Cambia todas las luces LED de tus habitaciones por bombillas de luz roja para mejorar la calidad del sueño. La luz azul socava nuestra producción natural de melatonina y desajusta el reloj biológico interno del cuerpo.

Controla los ciclos biológicos diarios.

Este reloj es el dictador absoluto. El conocido ritmo circadiano se rige por la interacción que mantenemos con la luz.

¿Qué ocurre cuando tu reloj Casio falla? Sencillamente, llegas temprano o tarde a todas partes. Podrías presentarte en el trabajo 12 horas después. O alimentar a tu bebé fuera de horario. O intentar ir al gimnasio de noche cuando ya está cerrado... Lo que quiero destacar es que tener el reloj biológico desincronizado con el sol también significa que tú dejas de funcionar.

Nos referimos a las hormonas y neurotransmisores que necesitas generar o dejar de generar en el momento preciso, lo cual es tan crucial como la comida que ingieres, el aire que respiras o el agua que bebes.

Cada vez que la luz LED de tu habitación, la pantalla de la computadora, del móvil o las farolas en la calle comunican a tus ojos y piel con luz azul la hora actual, tu cuerpo se sincroniza.

El problema radica en que la luz artificial le indica a tu cuerpo (por la longitud de onda de esa luz) que son las 4 de la tarde, pero en realidad estás expuesto a ella a las 8 de la noche, por ejemplo.

Exponerte a la luz roja en las horas en que sale el sol proporciona a tu cuerpo la información precisa sobre la hora actual. Es cierto que puedes desincronizarte un poco durante el día, pero ¿por qué hacer todo mal cuando podemos hacer algunas cosas bien? La luz

•

roja ofrece beneficios más allá de los que hemos explorado hasta ahora. Sin embargo, la vida no me da para profundizar en cada uno de ellos.

Se están revelando cada vez más aspectos positivos:

- Recuperación Muscular:
- Disminución del dolor e inflamación en un 70%, según evidencia respaldada por un metaanálisis, en comparación con el grupo de control placebo.
- Mejoras cognitivas observadas en todos los participantes.
- Rápida y efectiva recuperación de quemaduras.

¿Es recomendable adquirir una luminaria de luz roja para utilizar en el hogar?

¿Es necesario adquirir una lámpara que emita luz roja e infrarroja? Si cuentas con el tiempo y la logística para saludar y despedir al sol, entonces no, no sería necesario, aunque bastante beneficioso.

Personalmente, he adquirido dos de ellas, jeje. Aunque procuro aprovechar los momentos de salida y puesta de sol según la ubicación en la que me encuentre es imposible ignorar los beneficios que usar las lamparas de forma diaria me traen.

Comprar **aquí**

Código de descuento:

DAVIDBUHNER

Modelo para viajes y vacaciones: **Zero de CytoLED** .

Modelo gigante para mi casa: **Pentaplex de CytoLED** .

Normalmente me llevo el aparato pequeño cuando viajo o voy de vacaciones, aunque no tiene nada que ver con las sensaciones y las mejoras que experimento con el panel gran que tengo en casa, las sensaciones son mucho más intensas y despues de un cierto tiempo me empiezo a encontrar sustancialmente mejor. Si tienes una casa y no eres nomada digital o similar te recomiendo comprar Pentaplex.

Si vives en una gran ciudad , puede ser una gran idea comprar la lampara grande. Te recomendaría comprar la lampara grande obligatoriamente si:

- Si resides en una ciudad grande o pequeña donde los edificios te tapan el sol.

- Si para ver la luz del sol tendrías que desplazarte muy lejos y desplazarte durante 30 minutos, 1 hora, etc.

- Situaciones similares.

- Vives en un sitio con clima no soleado durante todo o parte del año normalmente es la parte norte del mundo(la mayoría de Europa Y Estados Unidos, Canada, Rusia, grandes partes de Asia).

- Si vives en zonas montañosas o en un valle donde la luz no te llegue bien.

- Si en tu vida diaria no puedes disfrutar del sol debido a horarios, trabajar en oficina, etc

Tras escribir este libro he llegado a la conclusión de que la mayoría de beneficios que da la luz roja se deben a que tenemos un gran deficid de ella debido al estilo de vida moderno.

Capitulo 2

USOS DE UNA LAMPARA DE LUZ ROJA

A pesar de que la luz solar sea considerada la mejor terapia en muchos casos, el entorno en el que nos movemos hoy en día no proporciona la logística más propicia para recibir sus beneficios matutinos y despedirnos de sus destellos nocturnos, una práctica que sería óptima para nuestro bienestar.

Quizás se vea obstaculizada la visión del sol por edificaciones orientadas hacia el este u oeste, o quizás se requiera recorrer largas distancias para contemplarlo, sacrificando así tiempo laboral, personal, etc. En situaciones semejantes, me he planteado cómo afrontar este escenario tanto en España como en otros países alrededor del mundo.

Actualmente, hay más de 7.000 estudios científicos que elogian los beneficios de la luz roja e infrarroja. A pesar de ello, es innegable que estos trabajos de investigación dejan mucho que desear al describir las condiciones específicas a las que se sometieron los sujetos, condiciones que son esenciales para extrapolar los resultados al usuario común. Sería imperativo que proporcionaran detalles pormenorizados en aspectos tales como:

- Cuándo: Frecuencia diaria, semanal, momento preciso del día, duración de la exposición...
- Cómo: Configuración exacta de las ondas utilizadas, medidas de protección recomendadas...
- Dónde: Partes específicas del cuerpo(cara, pecho, genitales, etc), distancia óptima para la exposición(1 metro, 5 centimetros, etc).

Con el creciente impacto de la industria de las lámparas rojas, impulsada por los beneficios probados, estoy convencido de que este auge no solo contribuirá a la competencia en los precios, sino que también motivará a una presentación más detallada de la evidencia científica. Sin mentiras o ocultamiento de datos. Esto, a su vez, permitirá una extrapolación más efectiva del uso de estas tecnologías por parte del usuario.

¿Cuándo usar un panel y cuándo una lámpara de luz roja?

Con el objetivo de anticiparnos, he llevado a cabo una investigación pragmática dirigida a aquellos expertos en salud que ya poseen o están contemplando la adquisición de lámparas o paneles de luz roja, tal como poseo yo. El propósito de esta indagación es esclarecer cualquier inquietud que pudiera surgir en torno a este tema.

Estos son los modelos que actualmente uso:

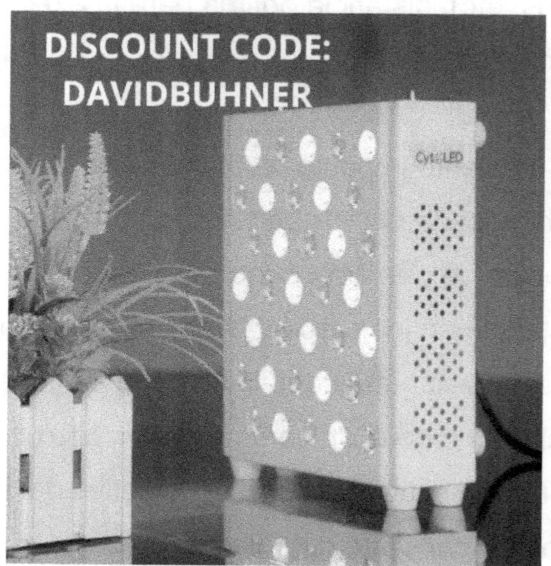

https://cytoled.com/products/zero?ref=jzh951y3

•Modelo pequeño: **Zero de CytoLED** .

•Modelo grande que tengo en mi casa: **Pentaplex de CytoLED** .

El modelo grande es mucho mejor, aunque no lo puedes mover de casa.

Aunque es bueno saber como funcionan estos aparatos y como usarlos, cuando lo recibas en casa, no te compliques la vida, no aguardes un manual de instrucciones detallado que te indique cuándo y cómo utilizarlo, ya que en este ámbito se trata muchas veces de probar y ver lo que funciona por ensallo y error.

No obstante, considerando los dos modelos que tengo, la información que he obtenido he elaborado una pequeña guía que ofrece directrices sobre el uso adecuado de estos dispositivos, abordando aspectos como la temporalidad, la metodología y el lugar idóneo para su aplicación.

•

¿Como se debe usar una lampara de luz roja?

Yo la suelo usar en la cama mientras me despierto o justo antes de dormir, tambien en el cuarto de baño de pie para que me de la luz en todo el cuerpo.

¿Cuando durante el día podemos usar las lamparas?

En el análisis exhaustivo de la amplia evidencia proveniente de los numerosos estudios sobre la luz roja, una ausencia notable se encuentra en la falta de información respecto al momento específico del día en que se llevaron a cabo las terapias con luz infrarroja, algo realmente sorprendente.

Aunque podemos inferir que, dado el patrón común en muchos estudios donde los sujetos acuden a clínicas de lunes a viernes, hasta aproximadamente las 6 de la tarde, esto nos permite especular que es probable que podamos emplear nuestra lámpara en cualquier momento del día para obtener los beneficios mencionados en estos estudios.

Imporante mencionar que algunos estudios destacan la importancia de marcar el momento del día en que se realizaron las terapias, incorporando grupos de control y placebo. Un ejemplo es un estudio con atletas a los que se les aplicaba luz roja a la mitad de su cuerpo durante la noche, con una duración de 30 minutos.

Sin embargo, es crucial tener en cuenta las distintas prácticas, ya que algunas personas, en lugar de dirigir la luz hacia partes más inferiores del cuerpo, la aplican en el rostro durante la noche. Esto, paradójicamente, puede resultar en una sobreestimulación, ya que incluso la luz roja, si su brillo e intensidad son demasiado altos, puede inhibir la producción de melatonina, dificultando conciliar el sueño.

Yo personalmente uso la terapia de luz roja durante la mañana despues de despertarme o antes de acostarme con el objetivo de simular un amanecer y un anochecer en mi cuerpo.

¿Cuántos minutos son los adecuados?

•

En la mayoría de las lámparas de luz roja, lo correcto sería usarla unos 5-20 minutos, con una distancia de unos 50-60 cm. Sin embargo, en el dispositivo más pequeño que poseo, este rango se extiende a 10-40 minutos, ya que tiene una potencia menor. En contraste, con el panel grande, suelo realizar sesiones de aproximadamente 15 minutos, normalmente.

¿Cuántas sesiones por semana son las adecuadas?

Es completamente factible utilizarlo una vez al día para mantener una buena salud en general. Personalmente suelo hacer una sesión al levantarme y al acostarme, lo que suma a un total de 2 al día, aunque en ocasiones llego a hacer hasta 3 o incluso 4

Es importante tener en cuenta que es necesario dejar pasar al menos una hora entre cada sesión.

Dónde usar una lámpara de luz roja e infrarroja

Distancia adecuada

Según los estudios lo ideal sería usar la lampara a unos 40, 50 o 60 centímetros de distancia es el punto ideal para que los rayos rojos e infrarrojos NIR se dispersen uniformemente por todo el cuerpo. No obstante yo he de reconocer que simplemente me pego la lampara al cuerpo, obteniendo buenos resultados.

En caso de encontrarte a mayor distancia, sería necesario extender el tiempo de la sesión para que sea realmente efectiva. En el caso de mi panel más grande, por ejemplo, incluso si estuviera a 2 metros de distancia, tendría que multiplicar la duración de mi sesión por 4 aproximadamente para mantener la eficacia deseada.

Por otro lado, utilizando mi lámpara más pequeña, podría mantenerme a una distancia de hasta 1 metro para obtener resultados efectivos. No obstante, sería necesario aumentar la duración de mi sesión 2,5 veces para lograr la efectividad deseada.

Es decir, con la lámpara más pequeña me

·

mantendría a una distancia de 50 centímetros, lo cual sería aproximadamente la extensión de mi brazo.

¿Qué parte de tí tiene que estar expuesta a la terapia a la luz?

Resulta más beneficioso aplicar la luz en áreas extensas del cuerpo. Con el panel grande, prácticamente me cubre por completo, mientras que con la lámpara más pequeña, cuando la llevo de viaje, me concentro en el estómago, pecho o incluso la espalda. Si realizo la sesión por la mañana, también me aseguro de que llegue a la cara y al cuero cabelludo.

¿Debería apuntar con la luz roja e infrarroja a mis testículos?¿ Es bueno o malo?

Muchos lectores hombre se estaran preguntando si pueden exponer los testiculos a la luz. Sí, hay estudios que sugieren un aumento de niveles de testosterona y libido despues de la terapia con luz roja.

No obstante, es importante y necesario llevar cuidado, ya que he encontrado estudios que indican posibles daños en los testículos de las ratas debido a una sobreexposición desmesurada a la luz roja.

Hay que tener en cuenta que estos estudios no brindan información adecuada sobre la dosis usada ni los parámetros establecidos. En otras palabras, no podemos determinar si se emplearon dosis muy altas, excesivas o si los testículos de las ratas se sobrecalentaron muchisimo de forma similar a la se calentarían si los pusieras en una sartén.

En mi perspectiva, aunque he observado numerosas anécdotas positivas relacionadas con el aumento de testosterona y libido mediante esta terapia, la escasez de evidencia sólida nos insta a ser precavidos y evitar la exposición excesiva en esa área.

Quiero aclarar que no estoy emitiendo recomendaciones. Cada individuo es responsable de sus decisiones. Personalmente límito la exposición de mis testiculos a la luz roja e infrarroja.

•

Manera adecuada de usar la lámpara de luz roja

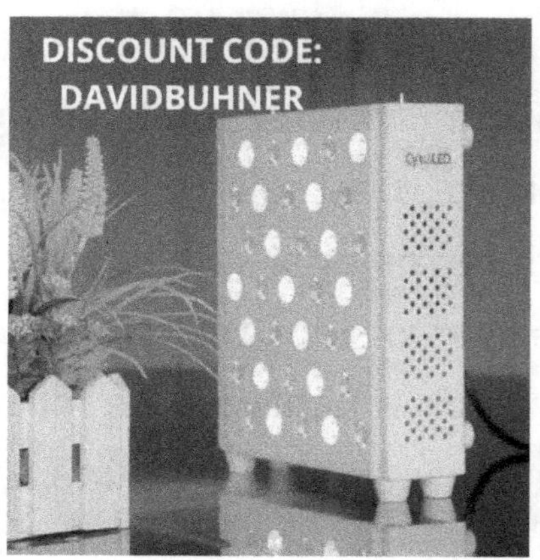

1. **Panel con cronómetro:** te brindara datos importantes sobre la configuración del cronómetro, como ¿qué tipo de configuración de temporizador has elegido? ¿Cuántos minutos y segundos quedan? Los primeros dos dígitos nos indican los minutos, mientras que los otros dos muestran los segundos, fácil y obvio. Es relevante señalar que al encender el panel, este mostrará automáticamente el

temporizador activado (ajustado por defecto a 10 minutos) al menos así funciona este modelo. Si en la pantalla aparece "FF:FF", significa que el temporizador está desactivado y la lámpara permanecerá encendida indefinidamente, al menos hasta que la desconectes o actives el temporizador.

2. **Luz infrarroja en la pantalla:** señala que la iluminación a 850nm está funcionando al máximo.

3. **Luz roja:** cuando ves el indicador de luz a 660nm, sabes que está haciendo su chamba.

4. **Control del tiempo:** este botoncito es la clave para manejar el temporizador. Pulsalo para apagarlo y prenderlo según tus necesidades. La movida está en que puedes ajustarlo hasta 30 minutos. Y ya sabes, si no está en marcha, la pantalla mostrara "FF:FF".

5. **Selector de tipo de onda Lumínica:** con ese pequeño boton, tienes el control sobre qué tipo de luz quieres que despida el panel. Puedes elegir entre luz roja, infrarroja, o incluso ambas a la vez. Si no le has dado al botoncito, de

•

fábrica está preparado para iluminar con ambas. Si lo tocas una vez = apagas ambas. Dándole otro toque = solo luz infrarroja NIR (850nm). Otro toquecito y solo se encenderá la luz roja (660nm). Dale una vez más y regresarás a la combinación de ambas longitudes de onda. Mi recomendación es que mantengas todas los tipos de luces activos cada vez que lo uses, así podrás obtener los máximos beneficios.

6. **Sumador de Tiempo (Temporizador):** Con este boton podemos extendemos el tiempo del temporizador1 minuto por cada "click". Si el tiempo restante en el temporizador no es un minuto exacto, el panel ajustará los minutos al valor más cercano a la hora actual. En lugar de presionar el botón repetidamente, puedes mantenerlo pulsado si así lo prefieres. Si le das al botón cuando el tiempo ha llegado a cero, reiniciará el temporizador a 10 minutos, que es el valor predeterminado.

7. **Restador de Tiempo (Temporizador):** Dándole al botoncito "Menos", disminuirás el tiempo del temporizador (si está en marcha) en 1 minuto por cada vez que pulses. Su operación es

similar al botón "Más" (6), pero aquí, si lo aprietas cuando queda solo 1 minuto, en lugar de llegar a cero, te llevará directamente a 30 minutos en el temporizador.

Exposición excesiva

Mantener un equilibrio con la luz roja es clave, ni muy poco ni demasiado. Según la info que he revisado, saturarse con luz roja (en cantidades superiores a las recomendadas) no parece ser perjudicial para el cuerpo, simplemente menos efectivo.

Es crucial considerar que nuestros distintos tejidos están a diferentes profundidades en el cuerpo. Así que, para conseguir la dosis óptima de luz roja e infrarroja en un tejido, podría ser necesario que otro tejido reciba un poco más. En ese sentido, tiene sentido que puedan surgir problemas.

Aunque cuando se trata del cuerpo en su totalidad en lugar de tejidos específicos, hay menos información sobre cómo responde

•

realmente a ciertas dosis. Es un terreno menos explorado.

¿Debería protegerme con gafas?

¿Qué pasa si me pongo la luz roja o infrarroja en los ojos? Con la lampara te llegara la lámpara con unas gafas protectoras incluidas, como parte del paquete. Normalmente la luz no es un problema, pero si la luz que te da en los ojos tiene demasiada intensidad , o si esa luz te da en los ojos durante demasiado tiempo, esto podría dar lugar a un efecto termal. Y eso hará que nuestros ojos se pongan más sensibles, así de simple. Es como si te pones delante de una chimenea´encendida, esto no tendrá en principio ningún efecto negativo sobre tus ojos, pero si te estás a un centimetro del fuego durante 1 hora obviamente tendrás problemas, simplemente es sentido común.

Al cerrar los ojos, gran parte de la luz rebota desde tu piel. Este fenómeno puede resultar bastante significativo, brindando una protección contra niveles excesivos y dispersando la luz de manera efectiva. Es lo más recomendable, además los detectores naturales que tiene tu piel en los parpados te avisaran cuando es el momento de parar.

Por supuesto, todo depende de quien sea y como seas, no todos los cuerpos y ojos son iguales. Si eres propenso a sentir molestias en los ojos con mucha facilidad, ya sea por fotosensibilidad, migrañas u otras complicaciones visuales, resulta lógico considerar el uso de gafas u algún tipo de protección para garantizar un mayor confort, es puro sentido común.

Tal vez algunos hayan leído en algún lugar que la luz roja pueda desencadenar cataratas, pero si investigas un poco te darás cuenta de que son solo rumores infundados. Incluso han llegado a mencionar algo sobre la necesidad de protector solar durante las sesiones de luz roja, cosa totalmente absurda. Se trata de historias totalmente falsas.

En el extremo opuesto a estas historias están algunas investigaciones que señalan mejoras visuales en aquellos que han sido expuestos a la luz infrarroja en sus niveles más bajos emitidos por dichas lámparas. Los individuos más jóvenes apenas notaron cambios significativos, mientras que aquellos con más experiencia experimentaron un aumento del 20% en la percepción de colores y una mejora en la sensibilidad de los bastones, que son fotorreceptores de la retina.

Existen directrices, como las establecidas por la Comisión Electrotécnica Internacional, que indican que, con el fin de salvaguardar la salud de nuestros ojos, el límite recomendado sería de 57 milivatios por centímetro cuadrado durante menos de 100 segundos. Es importante tener en consideración que estas pautas hacen referencia a observar directamente esa fuente de luz durante el mencionado periodo y no cuando se las mira indirectamente.

Cuando destapamos las artimañas de algunos fabricantes de lámparas de luz roja e infrarroja. Se ve en análisis que el ojo puede tolerar hasta 80 mW/cm2 durante menos de 30 segundos antes de que comiencen a manifestarse daños térmicos. ¿Y cuál es la conexión con los fabricantes? Pues, resulta ser crucial en todos los aspectos. De lo contrario, terminaríamos todos agotados visualmente después de una sesión de luz roja, o peor aun con daños en los ojos.

Las compañías que afirman que la radiación de sus modelos supera los 100 mW/cm2, deberían ser transparentes y proporcionar una explicación sobre cómo están engañándonos:

- ¿Venden luces que son dañinas para el ojo humano?
- ¿o están mintiendo sobre sus productos?

No hay más opciones.

Lo más probable que es la segunda posibilidad sea la correcta y estemos siendo engañados por estás empresas. Es por ello que en mi lista de las marcas destacadas de lámparas de luz roja, no he sugerido ninguna de aquellas que parecen contar mentiras. Si nos damos cuenta de que nos engañan en algo no sería de extrañar que tambien nos estubieran engañando en otros aspectos

Es paradójico que nos proporcionen unas gafas protectoras con la lámpara. Ademas muchas veces si i las evalúas con un medidor, esas gafas no ofrecen

·

ningún tipo de protección contra la luz infrarroja. Entonces, ¿para qué las incluyen? ¿Qué está pasando? ¿Es seguro o no?Evidentemente es mejor ni siquiera usar las marcas que tienen este tipo de estrategías. Repito no uses bajo ningún contexto ningún producto o servicio de este tipo de empresas o marcas.

Al concluir el día, todas las marcas de lámparas terminan proporcionándote un par de esas gafas de efecto para que tu tengas tu efecto placebo, simplemente porque es la práctica común, y ninguna desea ser la marca que se queda al margen de la tendencia. Es una cuestión de marketing.

Resumiendo, yo:

- No me suelo poner gafas nunca o casí nunca.
- O simplemente cierro los parpados para que el calor o efecto térmico no afecte a mis ojos.
- O miro alrededor sin clavar la mirada directamente en las lamparas.

Tambien muchas veces hago una combinación de varias estrategías.

CAPÍTULO 3

¿Cuál lámpara de luz roja adquirir?

La mayoría de las marcas te mienten en un 90%. La lampara de luz roja e infrarroja no es más que el moderno sustituto de las ondas infrarrojas y rojas que emite el sol, especialmente durante el amanecer y el anochecer.

¿Es esencial para mantenernos saludables? Mientras que la exposición solar lo es, poseer una lámpara de este tipo resulta cuestionable.

•

David Buhner

Tengo 2 lamparas, pero solo las recomendaría únicamente a aquellas personas que no puedan realizar el esfuerzo o carezcan de la logística necesaria para contemplar el sol durante el amanecer y el anochecer.

Mucha gente se sorprende de que el sol no sea solo beneficioso para absorver la vitamina D.

Hay muchos estudios online sobre luz roja o infrarroja, pero es realmente dificil saber cuál es la mejor luz roja del mercado.

Actualmente tengo 2 modelos de lampara, la razón por la que adquiri 2 y no 1 o 3 fue debido a que contacte con todas las empresas que comercializan paneles de luz roja e infrarroja, preguntandole algunas preguntas específicas sobre las lamparas, después de hacer esto obtuve una lista de 3 marcas que no me mintieron o tergiversaron sus respuestas, evidenciando su

•

compromiso con la integridad científica y comercial en lugar intentar venderte algo usando métodos poco legales o inmorales.

¿Qué es una lámpara de luz roja y cuál es su función?

La lámpara (o panel) de luz roja e infrarroja es un dispositivo electrónico que reemplaza la luz solar. Utilizamos el término "lámpara" para referirnos a modelos más pequeños y "panel" de luz roja cuando se trata de un diseño más grande y pesado (de un metro o incluso más), que al encenderse abarca la mayor parte de la superficie del cuerpo.

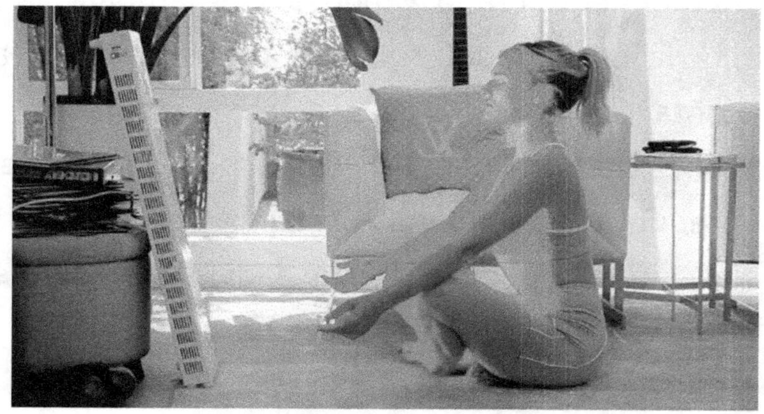

Así como cuando mencionamos "luz roja" nos referimos tanto a la roja como a la infrarroja, al decir "lámpara" hoy aludo tanto al "panel" como a la lámpara de luz roja. Son aparatos tecnológicos que emiten longitudes de onda comprendidas entre 660 y 850 nanómetros, un intervalo donde se ha constatado que la luz proporciona beneficios terapéuticos.

Es esencial aclarar que cambiar simplemente el color de las bombillas de tu hogar a rojo no es suficiente. La luz roja ofrece beneficios claros y reconocidos para el sueño y otros aspectos que discutiremos más adelante, pero en este momento hablamos de dispositivos tecnológicamente diseñados para emitir radiación infrarroja (que es radiación no visible para el ojo humano), imitando la que nos proporciona el sol. Estas radiaciones muchos las pasamos por alto debido a nuestras rutinas durante el amanecer y el anochecer (momentos en que son más abundantes).

·

En los meses recientes, me he dedicado a exponer mi cuerpo, especialmente el pecho y los abdominales, no solo en las horas de mayor intensidad de rayos UVB para obtener vitamina D del sol, sino también durante los amaneceres para absorber más luz infrarroja, tambien me he expuesto en la medida que he podido a la luz del anochecer, aunque no ha sido nada fácil.

¿Cuál lampara deberías comprar?

¿Qué consideré antes de seleccionar un modelo de lámpara de luz roja e intrarroja?

1. Radiación (punto donde la mayoría de los fabricantes no son sinceros o al menos poco transparentes): Las emisiones de radiación electromagnética, sus implicaciones en la salud, etc

2. La posibilidad de elegir las frecuencias de luz de manera específica.

3. La presencia de parpadeo.

4. El ángulo de las luces rojas e infrarrojas.

5. Otros factores adicionales.

Con una irradiación inferior a 100 mW/cm2.

El primer aspecto a considerar es la irradiación, ya que es donde el 90% de los fabricantes nos engañan, algo inmoral, ilegal, etc que debe hacernos descartar la marca siempre. Si nos engañan en este aspecto, podríamos estar adquiriendo un dispositivo que emite luz roja pero sin ningún tipo de beneficios terapéuticos. Nos estarían dando algo diferente a lo que buscamos.

Para entender mejor la irradiación y qué valores buscar, podemos reducir nuestra lista a solo unas pocas marcas confiables.

.

En un lenguaje más técnico, la "irradiación" o "densidad de potencia" es la energía luminosa sobre una superficie, es decir, la potencia que llega a nuestra piel, medida en milivatios por centímetro cuadrado (mW/cm2). Esta irradiación determina si la luz de la lámpara puede penetrar lo suficientemente profundo para estimular nuestras células.

Es crucial tener en cuenta que, aunque es cierto que sin suficiente irradiación no obtenemos beneficios adecuados, los fabricantes y empresas que venden estás lamparas a veces manipulan los números de intensidad para crear la ilusión de beneficios garantizados. Sin embargo, en el caso de la luz roja, hay un punto óptimo, ya que en la dosis está la clave. Ni demasiado ni muy poco.

Es cierto que si adquieres una lámpara de estas y no tiene la suficiente intensidad, necesitarás exponerte más tiempo. Sin embargo, lo contrario también es verdad. Si es demasiado potente, podría calentar demasiado las células de tu cuerpo.

Muchos se estarám preguntando por qué el modelo que he elegido tiene menos potencia que otras lámparas del mercado del mismo tamaño. No es que sea menos potente, es que es lo potente que debe ser, y las otras marcas están mintiendo

Encontraras modelos con más de 100 mW/cm2, de más de200 mW/cm2, etc, ¿por qué comprar una de 60 mW/cm2?, pues es sencillo muchos estudios demuestren que una lampara de más de 100 mW/cm2 usada sobre tu piel no tiene realmente muchos beneficios en comparación con una de 60 mW/cm2, es más un aparato de más de 100 mW/cm2 puede llegar a ser peligroso.

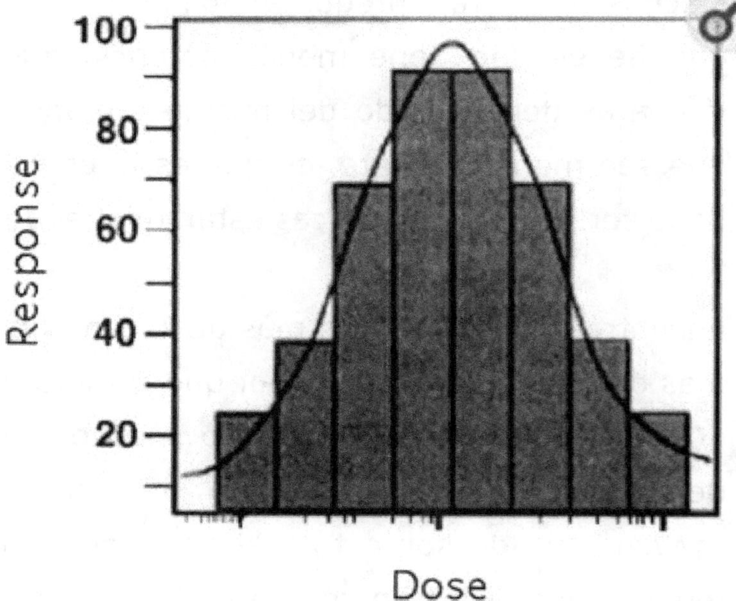

Estas marcas han evaluado sus lámparas y paneles usando medidores de energía solar, dispositivos para medir el espectro de la luz solar. Estos aparatos por como están diseñados proporcionan valores falsos, hasta incluso 4 veces más altos. Teoricamente no están mintiendo, pero sí nos están engañando.

Las marcas y empresas que dicen en sus páginas webs y redes sociales que sus lámparas irradian

+100mW/cm2 no solo son cuestionables, sino también nada recomendables. No solo porque nos engañen (y quién sabe en qué más nos mienten), sino porque es crucial trazar la irradiación en un amplio rango de distancias en lugar de proporcionar una sola medición. De esta manera, podemos conocer con precisión la cantidad de energía luminosa que recibimos.

Cuando estés a comprar una lámpara o panel de luz infrarroja y roja, notarás que hay modelos más grandes y modelos más pequeños. Es decir, los modelos más grandes son mucho más productivos. Por esta razón, tengo uno pequeño para viajar y un panel más grande de metro y medio en mi casa.

Pero quizás quieras comprar una lámpara o panel no para obtener beneficios generales como yo, sino para realizar terapia de infrarrojos en partes específicas de la piel, huesos, musculos, etc. En este caso, lógicamente es más que suficiente elegir el modelo más pequeño que puedas permitirte y que sea de buena calidad para dirigir

•

toda la luz a esa parte en vez de enfocarte en la irradiación.

Frecuencias de luz particulares

En relación con este aspecto, el segundo criterio para seleccionar nuestra lámpara es considerar no solo las frecuencias de luz a las que nos exponemos, sino también la capacidad de elegir específicamente entre ellas según nuestros objetivos concretos diarios. Los beneficios de la luz roja se encuentran en el rango entre 660 y 850 nanómetros, y estas lámparas y paneles han sido diseñados precisamente para abarcar este espectro concreto.

La luz roja visiblen de 660 nanómetros resulta mucho más apropiada para el tratamiento de tejidos superficiales, como la piel, ya que penetra bastante menos profundamente. Por otro lado, la luz infrarroja no visible de 850 nanómetros es más idónea para el tratamiento de tejidos más algo profundos, como los músculos, las células y diversas funciones, dado que penetra más a fondo. Mientras la luz roja que es visible por el ojo humano es absorbida por las primeras capas de la piel, generando respuestas celulares, la luz infrarroja llega aún más lejos, atravesando todas las capas de la piel hasta llegar a los músculos, los huesos y claro esta los organos externos.

En la mayoría de las lámparas y paneles de luz roja, como las que poseo, se emiten 660 nm y 850 nm de longitudes de onda de manera equilibrada. La primera es visible para el ojo humano, mientras que la segunda, aunque no es visible, penetra mucho más profundamente. No obstante, la proporción no es de 50/50; al elegir una lámpara de luz roja, es fundamental asegurarse de que por cada emisión de 850 nm, se emitan 1,3 veces más longitudes de onda a 660 nm.

Puede ser beneficioso seleccionar un modelo que permita elegir cada rango de forma independiente. Por ejemplo, puedes optar solo por luz infrarroja y no roja en ciertas situaciones, todo depende de para que quieras la luz si para reparar tejidos, mejorar la cognición, reducir arrugas, perder grasa subcutánea, estimular el colágeno, prevenir quemaduras solares, incrementar la melatonina y mejorar el sueño, así como para la recuperación muscular.

Yo como busco mejorar normalmente mi salud en general, suelo utilizar todas las longitudes de onda que tengo disponibles. Entre las lámparas que tengo, la pequeña que llevo de viaje no me permite personalizar los tipos de luz, pero el panel más grande que tengo en casa, con una longitud de 1 metro y medio, sí me brinda la posibilidad de seleccionar independientemente cada tipo de luz, enfocándome en beneficios específicos según lo que me interese en ese momento en especifico.

Que tenga una densidad de alrededor de 60 J/cm2.

Otro aspecto a tener en cuenta es la densidad de la luz que estás lamparas emiten, ¿que es la densidad de la luz?, sería la cantidad de energía lumínica que reciben las células. En otras palabras, cuántas células estás afectando y en qué medida. Si anteriormente examinábamos la intensidad con la que las estás impactando, ahora nos enfocamos en cuántas abarcas, es decir, en el número de células.

La medición de esta densidad se realiza en Julios por centímetro cuadrado (J/cm2),no en calorias, no en fotones o en mW/cm2, ¿cuántos Julios debería tener la lámpara perfecta para que la terapia de infrarrojos en casa salga bien? Según estudios, alrededor de 4-5 J/cm2 por sesión ofrece los mejores beneficios.

La cantidad de Julios que no proporciona mejoras se sitúa por encima de los 50 en algunos estudios. A esto, en biología, se le conoce como hormesis, donde una exposición leve a un agente estresante fortalece mucho las defensas del cuerpo contra estresores mucho más fuertes.

¿Y de dónde podemos mirar estos Julios? Los fabricantes normalmente no proporcionan esta información y no se puede ver por ninguna parte del aparato o las instrucciones. La obtención de Julios se basa en la duración del tratamiento, existe una fórmula que podríamos usar para hacer el calculo, pero no es necesario usarla, ni conocerla, tan solo seguir más o menos la tabla de abajo:

	Luz infrarroja	Luz roja
Distancia: 10cm **Duración:** 10m	33 J/cm2	24 J/cm2
Distancia: 20cm **Duración:** 20m	24 J/cm2	16,8 J/cm2
Distancia: 30cm **Duración:** 30m	16,2 J/cm2	10,2 J/cm2

Pongo esta tabla para que sepan lo que realmente están comprando, pero no es algo especialmente importante.

La orientación del rayo de luz roja e infrarroja

Algunos fabricantes suelen indicar el ángulo de la luz puede ser un factor bastante importante si se quiere obtener el maximo beneficio de la lámpara, roja e infrarroja y esto es algo a tener en cuenta que no debemos pasar por algo. Por ejemplo, cuando se menciona un haz LED con un angulo grande que son aquellas lámparas de luz que afirman tener un ángulo significativo, como por ejemplo 60º o más), esto implica que la luz se dispersará muy rápidamente, demasiado rápidamente y abarcará una mayor área en el cuerpo, pero al mismo tiempo perderá intensidad a medida que se aleje, reduciendo sus efectos en la salud.

En el otro extremo de la balanza, un ángulo más algo reducido implica una menor cobertura

•

(abrarcía menos parte del cuerpo), pero la intensidad se concentraría mucho más más incluso a distancias considerablemente grandes. El ángulo natural de la mayoría de los LED ronda los 120 grados, aunque mediante reflectores y lentes, podemos ajustarlo a nuestro gusto con ángulos más convencionales como: 90º, 60º, 30º, e incluso 10º.

Es importante destacar que, aunque este factor tiene su relevancia, el ángulo del rayo no es la métrica más crucial ni la primera que consideraría al buscar una lámpara de luz efectiva para terapia de luz roja e infrarroja, pero esto es algo que puedes usar como un indicador de la calidad del producto que estás comprando, ya que el 90% de los fabricantes no incluyen esta información en las especificaciones.

Cuando revisas las descripciones de la muchas de los modelos de lámparas para terapia de luz roja e infrarroja, verás que suelen afirmar que es obligatorio estar cerca o muy cerca del LED para obtener los mejores resultado o al menos resultados efectivos. En esencia, están haciendo una generalización basada en que la mayoría de las luces LED tienen un ángulo amplio, aunque en la actualidad existen muchos modelos que concentran el haz de luz en ángulos mucho más estrechos.

La opción más óptima se presenta cuando la lámpara tiene un haz de luz con un ángulo amplio o elevado, lo que implica que debemos estar cerca para obtener beneficios. Por otro lado, si el haz de luz está concentrado en un ángulo reducido, es recomendable mantener cierta distancia.

La lámpara y el panel que tengo en propiedad tienen ambos ángulos de 60º, por lo que tiendo a utilizarlos de cerca, lo cual resulta bastante reconfortante y cómodo. Un aspecto fundamental para cualquier marca o modelo sería compartir una tabla con la intensidad a la distancia recomendada. Esto nos permite determinar de manera clara y óptima desde qué distancia realizar la terapia de luz roja e infrarroja, considerando la intensidad, la cobertura y claro esta la comodidad.

A pesar de revisar toda la evidencia disponible, no he encontrado ningún estudio específico sobre los ángulos del rayo en la terapia de luz roja. Sin embargo, no descarto que comiencen a surgir próximamente, y a que está más que claro que los beneficios en general son claramente reales y ahora podemos profundizar mucho más en los detalles.

Si aplicamos la lógica en relación a la intensidad, cobertura e irradiación, el ángulo del rayo sería un componente muy relevante solo si se desea tratar un tejido en específico o realizar terapia en una parte específica del cuerpo. Pero por ahora, buscamos dispositivos que divulguen la intensidad efectiva a varias distancias del dispositivo. Esto nos evita tener que realizar cálculos complejos para determinar ángulos y distancias.

Al seleccionar uno de estos dispositivos, suelo prestar atención principalmente a la distancia mínima recomendada para el uso por el fabricante. Cuanto más cerca estemos durante la terapia, menos relevante será el ángulo, pero es importante tener precaución para no estar "demasiado cerca".

Las maquinas no deben hacer pulsing

Es posible que encuentres modelos que te ofrezcan la opción de pulsing. Esta función implica un encendido y apagado muy rápido de las lámparas, medida en Hz(Hercios). En otras palabras, si decimos 10 Hz, la luz se enciende y se apaga 10 veces por segundo de media.

Sin embargo, debemos tener extremadamente claro que esta función es más bien pseudociencia, es decir "ciencia" sin evidencia cientifica. La evidencia hasta el momento no respalda esta característica. Cito textualmente: "fue imposible establecer una correlación significativa entre la

.

frecuencia del pulso y la condición patológica, debido a la gran variedad y disparidad de datos. En cuanto a otros parámetros de la pulsación, fueron deficientes o inconclusos".

Por lo tanto, si nos encontramos con una marca que incluye esta función, conviene ser bastante escépticos, ya que carece de respaldo científico. Es probable que la estén incorporando solo para diferenciarse a nivel de mercado y tener un buen marketing, nada más. Esto nos debería hacer dudar de la marca y el modelo. Tambien hay que ser consciente que esto significara tambien precio más elevado que el de la competencia que no tenga la función de pulsing.

Este tipo de prácticas bastante deshonestas se pueden observar también en la información sobre la irradiación emitida o en la inclusión de gafas "protectoras", aspectos que desmentiré más adelante, ya que no cumplen ninguna función útil a pesar de que todas las marcas las incluyen.

Sin efecto flicker free

Una consideración importante al elegir una lámpara es verificar si la marca menciona que el modelo es "flicker free", es decir, sin parpadeo. El flicker se refiere al encendido y apagado de la luz LED en estas lámparas o paneles. Imagina una fiesta con luces que se encienden y apagan constantemente.

Aunque el parpadeo ocurre de manera tan rápida que el ojo humano medio NO lo percibe conscientemente puede afectarnos a nivel subconsciente, esta es por cierto la mayor diferencia que existe con el efecto pulsing. Desde la popularización de la luz LED, muchas tecnologías relacionadas con esta fuente de luz presentan este característico fenómeno. Personas sensibles pueden experimentar algunos problemas de salud, desde migrañas hasta ataques de pánico, mareos, náuseas y otros síntomas, aunque situaciones extremas suelen ser poco comunés.

•

El flicker no es algo poco importante, ya que puede provocar efectos a largo plazo importantes, como fotosensibilidad, migrañas crónicas, fatiga crónica, ansiedad y depresión. Aunque hay poca información específica sobre el efecto flicker en las terapias de luz roja e infrarroja, es esencial buscar lámparas que esten libres de flicker. Si realmente quieres indagar mucho y asegurarte de que la lampara no presenta el efecto flicker, existen dispositivos llamados espectrómetros que pueden medir el flickering de una lámpara de luz roja e infrarroja.

Estos espectrómetros proporcionan datos bastante detallados normalmente, como los hercios de parpadeo (la frecuencia con la que la luz cambia) y el porcentaje exacto de parpadeo (la variación de brillo). Por ejemplo, 2 lámparas con 100 hercios pueden tener diferentes porcentajes de parpadeo, siendo más problemática aquella con un porcentaje más alto.

Si ya has adquirido un panel y no experimentas molestias significativas, puede no ser necesario devolverlo, considerando el costo de estos dispositivos. Es importante tener en cuenta que la mayoría de los problemas relacionados con el parpadeo son crónicos y resultan de una exposición constante, como en el caso de oficinistas que han estado bajo luces fluorescentes durante años.

Además, durante la exposición a la lámpara, generalmente no realizamos tareas cognitivamente de alta demanda. Es esencial distinguir entre el parpadeo (flicker) y el pulso de la luz, donde este último es simplemente un parpadeo controlado de la luz, pulsando a una frecuencia determinada.

Niveles reducidos de radiación electromagnética

Finalmente, después de haber tenido en cuenta todo lo anteriormente dicho, algo que considero de suma importancia y es una de las primeras cosas que reviso

•

es... que el dispositivo tenga una baja emisión de radiación electromagnética.

Si la marca es un fabricante comprometido con la ciencia y no la pseudociencia, el marketing o el dinero, habrá diseñado la lámpara de manera que pueda ser utilizada en entornos hospitalarios y clínicos, donde los niveles de radiación electromagnética deben mantenerse reducidos de manera estricta para evitar interferencias con otros equipos sensibles a las ondas.

Personalmente, me resultaría contrario a toda lógica y hasta una contradicción absoluta adquirir un dispositivo electrónico adicional que prometiera numerosos beneficios, pero que al mismo tiempo me estuviera exponiendo a irradiación, siendo consciente de los efectos que las ondas electromagnéticas pueden tener en la salud.

Pero...¿Cuál es la mejor lampara de luz roja?

Considerando todo lo expuesto anteriormente, te presento el tipo de lámpara de luz roja que finalmente decidí adquirir, así como también el panel de cuerpo completo.

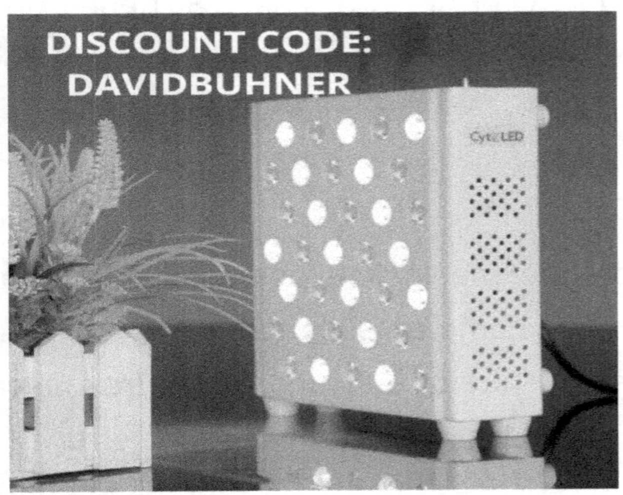

- Código de descuento: PONER CODIGO DE DESCUENTO
- Lámpara para viajes: Zero de CytoLED (altamente recomendada, no olvides usar el código de descuento)
- Lámpara grande que utilizo en casa: Pentaplex de CytoLED (aproximadamente 1.700 € sin tener en cuenta el cupón)

- Observación: A pesar de llevar conmigo la lámpara de menor tamaño, el modelo Zero a todos los lugares, extraño las sensaciones que brinda el panel gigantesco en cada sesión debido a su mayor nivel de intensidad. Si tienes una casa en propiedad o no te mudas a menudo deberías comprarlo, te recomiendo sin dudarlo el módelo Pentaplex.

¿Por qué me incliné por esta marca tanto en la lámpara como en el panel?
Pues, resulta que es una de las tres únicas marcas (y la única en Europa) que ofrece todas las características que hemos detallado previamente:

- Con integridad científica (sin engaños en la irradiación).

- La intensidad de la luz (irradiación) es lo suficientemente potente para proporcionarnos de 17 a 73 mv/cm2 (milivatios por centímetro cuadrado) como máximo.

- La frecuencia de luz abarca desde 660 hasta 850 nanómetros (luz roja).

- Baja radiación electromagnética y sin parpadeos.

Nota sobre afiliación: Todas las empresas de luz roja e infrarroja tienen programas de afiliación y referidos (crean cupones para que, si refieres a alguien, te paguen una comisión). Algunas ofrecen comisiones altísimas, pero eso no significa que sus productos sean los mejores (el cliente final acaba pagando el precio). Por eso, los modelos de lámpara que he seleccionado han sido elegidos basándome en el modelo y la marca, no en su programa de afiliados.

Los precios comienzan en los pocos cientos y los mejores modelos de lámpara de luz roja se encuentran en Europa, Estados Unidos y Australia. No recomiendo Aliexpress porque, al ponerlos a prueba con preguntas específicas, descubrí que algunos vendedores mienten en sus especificaciones y respuestas para vender el producto a toda costa.

•

La primera que compré fue de Estados Unidos, pero las aduanas querían que pagara 450€, así que decidí no abonarlas y devolver el producto.

Marcas que envían desde Europa

- **Envío y facturación diferenciados:** Si quieres ahorrarte dinero como empresa o freelance, ciertos proveedores emiten facturas con una dirección o país diferente a la ubicación real de recepción del producto. Mientras que otros requieren que tanto la dirección de facturación como la de envío coincidan.

- **Flicker:** No existe un parpadeo invisible para el ojo humano.

- **Radiación electromagnética:** Las lámparas y paneles han sido diseñados considerando las ondas electromagnéticas para la salud.

.

- Origen: Países Bajos
- Engaño en la irradiación: No

CytoLED
- Flicker: No
- Radiación electromagnética: No
- Envío y factura en diferentes países: Sí
- Origen: Alemania

NanoROTLicht
- Engaño en la irradiación: Sí
- Envío y factura en diferentes países: Sí
- Origen: Irlanda

LumiRed
- Engaño en la irradiación: Sí
- Envío y factura en diferentes países: Sí
- Origen: República Checa

MitoLight
- Engaño en la irradiación: no
- Envío y factura en diferentes países: Sí
- Origen: Alemania

Aurora Red Light
- Engaño en la irradiación: Sí
- Envío y factura en diferentes países: Sí
- Origen: Finlandia

Innolux
- Engaño en la irradiación: Sí
- Envío y factura en diferentes países: Sí
- Origen: Finlandia

CuRed
- Engaño en la irradiación: Sí
- Envío y factura en diferentes países: Sí

-

Marcas que envian internacionalmente

- **Aduanas:** Todas estas compañías están sujetas a gastos de aduanas e impuestos al recibir la lámpara.

- **Factura "personalizada":** Algunas pocas empresas acceden a generar una "factura personalizada", indicando que el valor del dispositivo es inferior al monto real que has abonado. Por ejemplo, si has desembolsado 1.000 €, la factura adjunta puede especificar un valor de 200 €, con el propósito de reducir los costos de aduanas. No es legal y no lo recomiendo obviamente, pero mucha gente presta atención a esto, obviamente si tu pedido se pierde por accidente o no la indemnización sera mucho menor, esto es poco muy probable pero puede pasar

	• Origen: Estados Unidos
	• Engaño en la irradiación: No
GembaRed	• Envío y factura en diferentes países: Sí
	• Factura personalizada:No
	• Origen: Canadá
	• Engaño en la irradiación: Sí
EMR-TEK	• Envío y factura en diferentes países: Sí
	• Factura personalizada: No
	• Origen: Australia
	• Engaño en la irradiación: No
MitoGen	• Envío y factura en diferentes países: Sí
	• Factura personalizada: No
	• Origen: Australia
	• Engaño en la irradiación: Sí
Infraredi	• Envío y factura en diferentes países: Sí
	• Factura personalizada: Sí
Joovv	• Origen: Estados Unidos
	• Envío y factura en diferentes países: Sí

•

MitoRedLight	• Factura personalizada: No • Origen: Estados Unidos • Envío y factura en diferentes países: Sí
Bon Charge	• Factura personalizada: No • Origen: Australia • Envío y factura en diferentes países: Sí
Platinum Therapy Lights	• Factura personalizada: No • Origen: Estados Unidos • Envío y factura en diferentes países: Sí
Red Light Rising	• Factura personalizada: No • Origen: Reino Unido • Envío y factura en diferentes países: Sí • Factura personalizada: No

Fuentes, referencias y notas

• 1

Gavish L, Houreld NN. Therapeutic Efficacy of Home-Use Photobiomodulation Devices: A Systematic Literature Review. Photobiomodul Photomed Laser Surg. 2019 Jan;37(1):4-16. doi: 10.1089/photob.2018.4512. PMID: 31050938.

- 2

Barolet D. Light-emitting diodes (LEDs) in dermatology. Semin Cutan Med Surg. 2008 Dec;27(4):227–238.

- 3

Huang YY, Chen AC, Carroll JD, Hamblin MR. Biphasic dose response in low level light therapy. Dose Response. 2009 Sep 1;7(4):358-83. doi: 10.2203/dose-response.09-027.Hamblin. PMID: 20011653; PMCID: PMC2790317.

- 4

Lee SY, Park KH, Choi JW, Kwon JK, Lee DR, Shin MS, Lee JS, You CE, Park MY. A prospective, randomized, placebo-controlled, double-blinded, and split-face clinical study on LED phototherapy for skin rejuvenation:

·

clinical, profilometric, histologic, ultrastructural, and biochemical evaluations and comparison of three different treatment settings. J Photochem Photobiol B. 2007 Jul 27;88(1):51-67. doi: 10.1016/j.jphotobiol.2007.04.008. Epub 2007 May 1. PMID: 17566756.

- 5

Gavish L, Houreld NN. Therapeutic Efficacy of Home-Use Photobiomodulation Devices: A Systematic Literature Review. Photobiomodul Photomed Laser Surg. 2019 Jan;37(1):4-16. doi: 10.1089/photob.2018.4512. PMID: 31050938.

- 6

Avci P, Gupta A, Sadasivam M, Vecchio D, Pam Z, Pam N, Hamblin MR. Low-level laser (light) therapy (LLLT) in skin: stimulating, healing, restoring. Semin Cutan Med Surg. 2013 Mar;32(1):41-52. PMID: 24049929; PMCID: PMC4126803.

- 7

Hashmi JT, Huang YY, Sharma SK, Kurup DB, De Taboada L, Carroll JD, Hamblin MR. Effect of pulsing in low-level light therapy. Lasers Surg Med. 2010 Aug;42(6):450-66. doi: 10.1002/lsm.20950. PMID: 20662021; PMCID: PMC2933784.

- 8

Karanovic O, Thabet M, Wilson HR, Wilkinson F. Detection and discrimination of flicker contrast in migraine. Cephalalgia. 2011 Apr;31(6):723-36. doi: 10.1177/0333102411398401. PMID: 21493642; PMCID: PMC3571449.

- 9

IEEE Recommended Practices for Modulating Current in High-Brightness LEDs for Mitigating Health Risks to Viewers

- 10

Fisher RS, Acharya JN, Baumer FM, French JA, Parisi P, Solodar JH, Szaflarski JP, Thio LL, Tolchin B, Wilkins AJ, Kasteleijn-Nolst Trenité D. Visually sensitive seizures: An updated review by the Epilepsy Foundation. Epilepsia.

2022 Apr;63(4):739-768. doi: 10.1111/epi.17175. Epub 2022 Feb 7. PMID: 35132632.

- 11

Radford B, Bartholomew R. Pokémon contagion: photosensitive epilepsy or mass psychogenic illness? South Med J. 2001 Feb;94(2):197-204. PMID: 11235034.

- 12

Salet N, Visser M, Stam C, Smulders YM. Stroboscopic light effects during electronic dance music festivals and photosensitive epilepsy: a cohort study and case report. BMJ Open. 2019 Jun 11;9(6):e023442. doi: 10.1136/bmjopen-2018-023442. PMID: 31186244; PMCID: PMC6585837.

- 13

Kennedy A, Murray WS. The effects of flicker on eye movement control. Q J Exp Psychol A. 1991 Feb;43(1):79-99. doi: 10.1080/14640749108401000. PMID: 2017572.

- 14

Kennedy A, Murray WS. The effects of flicker on eye movement control. Q J Exp Psychol A. 1991 Feb;43(1):79-99. doi: 10.1080/14640749108401000. PMID: 2017572.

- 15

«IEEE Recommended Practices for Modulating Current in High-Brightness LEDs for Mitigating Health Risks to Viewers,» in IEEE Std 1789-2015 , vol., no., pp.1-80, 5 June 2015

- 16

IEEE Recommended Practices for Modulating Current in High-Brightness LEDs for Mitigating Health Risks to Viewers.

•

SOBRE EL AUTOR

David buhner es uno de los autores más prolífico que existen en la actualidad, ha escrito varios libros sobre salud, sus muchas de sus obras fueron traducidas a varios idiomas: inglés, francés, aleman, japonés, portugués, holandés, etc

PALABRAS FINALES

Gracias por leerle y confiar en mí como autor, este libro ha costado mucho hacerse, si te ha gustado el libro por favor apoyame con una opinión positiva donde compraste el libro: amazon, etc, si has obtenido este libro por medios no legales, no te guardo absolutamente ningún rencor y espero que sepás aprovechar los conocimientos que aquí expuse. Considera comprar el libro en papel, así como publicar una opinión positiva si lo consideras.